## Sitzungsberichte der Heidelberger Akademie der Wissenschaften

**Stiftung Heinrich Lanz**

### Mathematisch-naturwissenschaftliche Klasse

*) *Jahrgang 1921 erschien im Verlage von Carl Winters Universitätsbuchhandlung in Heidelberg.*

*Im Verlag von Walter de Gruyter & Co. vormals G. J. Göschen'sche Verlagshandlung — J. Guttentag, Verlagsbuchhandlung — Georg Reimer — Karl J. Trübner — Veit & Comp., Berlin, erschienen:*

**Abteilung A. Mathematisch-physikalische Wissenschaften.**

Jahrg. 1922: 3 Hefte. — Jahrg. 1923: 5 Hefte. — Jahrg. 1924: 11 Hefte.

**Abteilung B. Biologische Wissenschaften.**

Jahrgang 1923: 1 Heft.

*Von Jahrgang 1925 ab findet die Trennung in Abteilung A und B nicht mehr statt.*

Jahrgang 1925.

1. Heffter, Lothar. Zur absoluten Geometrie II. Reichsmark 0.50
2. Roeser, Ernst. Die komplementären Figuren der nichteuklidischen Ebene. Reichsmark 0.50
3. Fladt, Kuno. Neuer Beweis f. d. Zuordnung von rechtwinkligem Dreieck und Spitzeck in der hyperbolischen Elementargeometrie. Reichsmark 0.30
4. Salomon, Wilhelm. Beobachtungen über Harnische. Reichsmark 0.70
5. Loewy, A. Beiträge zur Algebra. 1—4. Reichsmark 1.—
6. Hellpach, Willy. 2. Mitteilung zur Physiognomik der deutschen Volksstämme. Reichsmark 0.30
7. Loewy, Alfred. Neue elementare Begründung u. Erweiterung der Galoisschen Theorie. Reichsmark 2.—
8. Curtius, Theodor, u. Bertho, Alfred. Einwirkung von Stickstoffkohlenoxyd und von Stickstoffwasserstoffsäure unter Druck auf aromatische Kohlenwasserstoffe. Reichsmark 0.40
9. Roeser, Ernst. Die gnomonische Projektion in der hyperbolischen Geometrie. Reichsmark 0.70
10. Rasch, G. Über die Ausnützung der Gezeiten des Meeres zur Energiegewinnung. Reichsmark 0.80
11. Salomon, Wilhelm. Magmatische Hebungen. Reichsmark 1.20
12. Pütter, A.. Altersbestimmungen an Drachenbäumen von Tenerife. Reichsmark 0.90
13. Volk, Otto. Über geodätische rhombische Kurvennetze auf krummen Flächen, insbesondere auf Flächen konstanter Krümmung. Reichsmark 1.10
14. Roeser, Ernst. Die Fundamentalkonstruktion der hyperbolischen Geometrie. Reichsmark 1.40
15. Rüger, L., u. Rüger-Haas, P. Palaeosemaeostoma geryonides v. Huene sp., eine sessile Meduse aus dem Dogger von Wehingen i. W., und Medusina liasica nov. sp., eine coronatenähnliche Meduse aus dem mittleren Lias von Hechingen i. Württemberg. Reichsmark 1.50

Jahrgang 1926.

1. Krull, Wolfgang. Theorie und Anwendung der verallgemeinerten Abelschen Gruppen. Reichsmark 1.70
2. Klebs, Georg. Über periodisch wachsende tropische Baumarten. Reichsmark 1.20
3. Müller, Max. Über die Oberfläche von Flächenstücken. Reichsmark 1.20
4. Ernst, Max. Über Anlagen von Organen, die nicht zur Ausbildung gelangen. Reichsmark 0.50
5. Ernst, Emil. Die optischen Eigenschaften des Andesins von Bodenmais. Reichsmark 1.10

*(Fortsetzung siehe 3. Umschlagseite)*

*) Bestellungen auf solche Veröffentlichungen der math.-naturw. Klasse, welche früher im Verlag von Carl Winters Universitätsbuchhandlung in Heidelberg erschienen sind, nimmt auch der Verlag Walter de Gruyter & Co., Berlin, entgegen.

**Sitzungsberichte**
**der Heidelberger Akademie der Wissenschaften**
**Mathematisch-naturwissenschaftliche Klasse**

**Jahrgang 1930. 5. Abhandlung.**

# Zur Axiomatik der Geometrie III

## Über das Archimedische und das Cantorsche Axiom

Von

**Richard Baldus**
in Karlsruhe

Mit 4 Abbildungen im Text

Eingelaufen den 26. März 1930

Berlin und Leipzig 1930

Walter de Gruyter & Co.

vormals G. J. Göschen'sche Verlagshandlung / J. Guttentag, Verlagsbuchhandlung / Georg Reimer / Karl J. Trübner / Veit & Comp.

# Über das Archimedische und das Cantorsche Axiom[1]).

Die hier folgenden Ausführungen enthalten als Hauptergebnis den Nachweis zweier Tatsachen. Erstens: es genügt in der absoluten Geometrie — und damit auch in der Euklidischen wie der hyperbolischen —, im Archimedischen Axiom die Meßbarkeit einer einzigen Strecke durch jede ihrer Teilstrecken zu fordern; dann folgt daraus als Satz, daß der ganze Raum Archimedisch, d. h. jede Strecke durch jede kleinere meßbar ist. Zweitens: man kann in jeder Archimedischen Geometrie das Cantorsche Axiom als reines Anordnungsaxiom aussprechen; damit gewinnt man eine nicht-metrische und besonders einfache Formulierung dieses Axioms. Dem verschiedenartigen Charakter dieser beiden Ergebnisse entsprechend zerfallen die Betrachtungen in zwei, im wesentlichen voneinander unabhängige Teile.

## I. Das Archimedische Axiom in der absoluten Geometrie.

**1.** Der absoluten Geometrie, dem gemeinsamen Bestandteile der Euklidischen und der hyperbolischen Geometrie, legen wir ein Axiomensystem zugrunde, das in möglichst engem Anschluß an D. Hilberts Axiomensystem der Euklidischen Geometrie gewonnen ist[2]), indem wir mit den drei Hilbertschen Axiomgruppen der Verknüpfung, der Anordnung, der Kongruenz beginnen. Mit

---

[1]) Soweit im Folgenden Ergebnisse meiner beiden vorhergehenden Noten hereinspielen, werden sie ausdrücklich angeführt. Diese beiden Noten, deren Kenntnis demnach für das Verständnis der vorliegenden Note nicht notwendig ist, sind: „Zur Axiomatik der Geometrie I. Über Hilberts Vollständigkeitsaxiom", Math. Ann. 100 (1928), S. 321—333 (weiterhin zitiert als „G. I") und „Zur Axiomatik der Geometrie II. Vereinfachungen des Archimedischen und des Cantorschen Axioms", wird in den Berichten des Internationalen Mathematikerkongresses zu Bologna (1928) erscheinen (weiterhin zitiert als „G. II").

[2]) Es ist wohl selbstverständlich, daß damit das Axiomensystem Hilberts gemeint ist, das in der ursprünglichen Fassung der „Grundlagen" allein auftritt und das in den weiteren Auflagen als einziges im Hauptteil behandelt wird. Die in späteren Anhängen der „Grundlagen" betrachteten Axiomensysteme scheiden hier aus.

den Axiomen dieser drei Gruppen kann man, wie bekannt, unter anderem folgende Sätze beweisen[1]):

a) Man kann jede Strecke eindeutig halbieren.

b) Ist $P$ ein Punkt, $g$ eine ihn nicht enthaltende Gerade, dann gibt es genau eine Gerade, welche $P$ mit einem Punkte von $g$ verbindet und zu $g$ senkrecht steht.

c) Jede Gerade durch den Scheitel $O$ eines Winkels $POQ$, welche einen Punkt des Winkelinneren enthält, trifft die Strecke $PQ$.

d) Jeder Außenwinkel eines Dreiecks ist größer als jeder ihm nicht benachbarte Innenwinkel.

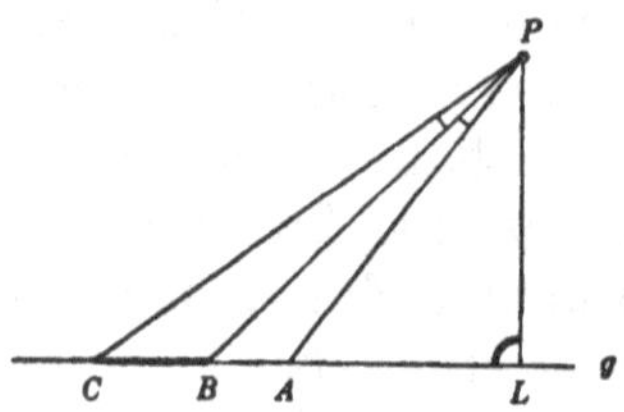

Abb. 1.

e) Die Summe zweier Dreiecksseiten ist größer als die dritte Seite.

f) Das Lot des Satzes b) ist die kürzeste Strecke zwischen $P$ und $g$.

g) Ist, Abb. 1, $PL$ das Lot des Satzes b), ist $L \to A \to B \to C$ der eine Durchlaufungssinn von $g$ und ist $\sphericalangle APB \equiv \sphericalangle BPC$, dann ist $AB < BC$[2]).

2. Bei der Fortsetzung des Axiomensystems der absoluten Geometrie über die genannten drei Axiomgruppen hinaus muß man das System HILBERTS, das als Axiomgruppe IV das Euklidische Parallelenaxiom, als V die Stetigkeitsaxiome (Archimedisches Axiom und Vollständigkeitsaxiom) enthält, durch Weglassen des Parallelenaxioms abändern. Da aber HILBERTS Vollständigkeitsaxiom das Parallelenaxiom voraussetzt[3]), liegt es nahe, das Voll-

[1]) Eine ziemlich vollständige Aufzählung der bekannten elementargeometrischen Sätze, die sich so beweisen lassen, enthält meine „Nichteuklidische Geometrie" (weiterhin zitiert als „N. G."), Sammlung Göschen 1927, auf S. 33 bis 39.

[2]) Herr G. FEIGL hat in einer Note „Über das Archimedische Axiom", Math. Zeitschr. 25 (1926) S. 590—601 bewiesen, daß aus den Axiomgruppen I—III die Äquivalenz der Archimedischen Aussage für Strecken mit der für Winkel folgt. In einer ebenso betitelten Note habe ich Bd. 26 (1927) der gleichen Zeitschrift S. 757—761 einen wesentlich einfacheren Beweis dieser Tatsache mittels des Satzes g) angegeben. Nachträglich bemerke ich, daß der von Herrn FEIGL bewiesene Satz bekannt ist, ebenso der von mir dafür gegebene Beweis, vgl. z. B. STOLZ-GMEINER, „Theoretische Arithmetik" 1. Aufl. (1902) S. 110, 2. Aufl. II. (1915) S. 15—16. Schon bei G. VERONESE, „Elementi di Geometria" II (1900) S. 77—78 finden sich Ausführungen, die sich leicht so verändern lassen, daß aus ihnen der Satz und mein Beweis folgt.

[3]) „Grundlagen der Geometrie" 6. Aufl. (1922) S. 22.

ständigkeitsaxiom durch das ihm bekanntlich in diesem Zusammenhang äquivalente CANTORsche Axiom[1]) zu ersetzen. Das ist nicht unbedingt nötig, denn man kann das Vollständigkeitsaxiom erheblich und zwar unter anderem so verschärfen, daß ihm nur die Axiome der Verknüpfung, der Anordnung und der linearen Kongruenz voranzugehen brauchen[2]). Da aber unabhängig davon triftige Gründe allgemein-axiomatischer Natur dagegen sprechen, die Aussage des Vollständigkeitsaxioms unter die Axiome aufzunehmen[3]), ziehen wir es vor, das CANTORsche Axiom zu wählen. Demnach enthält unsere Axiomgruppe IV als Stetigkeitsaxiome das Archimedische und das CANTORsche Axiom[4]).

3. G. VERONESE[5]) verdankt man eine interessante, nichttriviale Deutung der linearen Verknüpfungs-, Anordnungs- und Kongruenzaxiome, in welcher auch die aus den nicht-linearen

---

[1]) F. ENRIQUES, „Prinzipien der Geometrie", Enz. d. Math. Wiss. III, 1,1 S. 1—129, insbes. S. 34ff.

[2]) G. I, Nr. 9. Im kursiv gedruckten Satze der betreffenden Nr. steht dort infolge eines Druckfehlers „III, 1—4", während aus dem letzten Absatze von Nr. 8 hervorgeht, daß es „III, 1—3" heißen soll.

[3]) G. I, Nr. 13—16.

[4]) So bin ich in N. G. beim Aufbaue der hyperbolischen Geometrie der Ebene vorgegangen. Im wesentlichen den gleichen Weg hat für die Euklidische Geometrie des Raumes auch Herr M. ZACHARIAS in seiner kürzlich erschienenen „Elementargeometrie der Ebene und des Raumes", Göschens Lehrbücherei, 1930, gewählt. In N. G. ist gezeigt, daß aus den HILBERTschen Axiomgruppen I—III und unserer soeben angeführten Axiomgruppe IV die Aussage des Vollständigkeitsaxioms als Satz (der absoluten Geometrie) folgt. Die Euklidische Geometrie gewinnt man anschließend durch Hinzufügung des gegenüber der Fassung HILBERTS verschärften Euklidischen Parallelenaxioms: „Es gibt eine Gerade $a$ und einen Punkt $A$ außerhalb $a$ von folgender Eigenschaft: höchstens eine Gerade durch $A$ in der Ebene $(a, A)$ trifft $a$ nicht" (N. G., S. 55), während man zur hyperbolischen Geometrie gelangt, wenn man den Wortlaut dieses Axioms dadurch abändert, daß man an die Stelle von „höchstens eine" setzt „(mindestens) zwei" (N. G., S. 70). Diese Form des hyperbolischen Parallelenaxioms ist wesentlich einfacher als die sonst übliche (HILBERT a. a. O. S. 147, bei der man allerdings die Stetigkeitsaxiome erspart, ebenda S. 144—162). Man erkennt ohne weiteres (N. G., S. 72), daß die genannten beiden Parallelenaxiome eine vollständige Disjunktion liefern und daß daher das Axiomensystem der absoluten Geometrie, was das Verhalten der Parallelen betrifft, nur in den beiden genannten Geometrien fortgesetzt werden kann, eine Tatsache, die bei den üblichen Formen der Parallelenaxiome nicht ohne weiteres klar ist.

[5]) „Grundzüge der Geometrie", deutsch von A. SCHEPP, Leipzig 1894, S. 184, vgl. auch ENRIQUES a. a. O. S. 37/38.

Axiomen dieser Gruppen folgenden Sätze über die Gerade gelten[1]). Diese Deutung, die wichtige Schlüsse auf die Stetigkeitsaxiome gestattet, besteht, Abb. 2, im Folgenden:

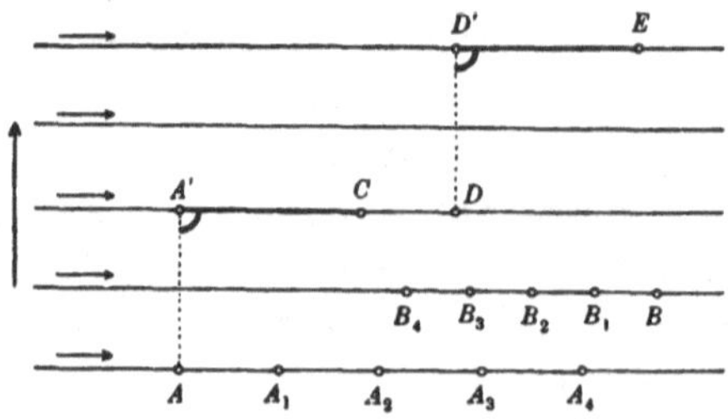


Abb. 2.

Gegeben sei in der Euklidischen Ebene eine (abzählbar) unendliche Folge äquidistanter paralleler Gerader; jede einzelne Gerade denkt man sich von links nach rechts durchlaufen, die Folge der Geraden von unten nach oben. Nennt man jede solche Gerade eine „Teilgerade", dann faßt man die Gesamtheit dieser Teilgeraden als „Gerade" auf, die (eigentlichen) Punkte dieser Teilgeraden als „Punkte". Von irgend zwei „Punkten" liegt dann im Sinne der Durchlaufung einer vor dem anderen (z. B. $A$ vor $B$), „zwischen" den beiden „Punkten" liegen dann die „Punkte", welche hinter dem vorderen und vor dem hinteren der beiden liegen (die „Punkte" $A_1$, $A_2$, $A_3$ z. B. liegen „zwischen" $A$ und $B$, aber nicht die „Punkte" $C$ und $D$). Damit ist die Übereinstimmung mit den Anordnungstatsachen auf der „Geraden" gewonnen.

Zwei „Strecken", deren jede auf einer Teilgeraden liegt, heißen „kongruent", wenn sie Euklidisch gleich sind. Liegt eine „Strecke" in mehreren Teilgeraden (z. B. $AC$), dann heißt eine andere „Strecke" ihr „kongruent", wenn sie in ebensoviel Teilgeraden liegt und außerdem die senkrechte Projektion des vorderen Endpunktes der ersten „Strecke" auf die Teilgerade ihres hinteren Endpunktes Euklidisch gleich und gleichgerichtet ist der ebenso aus der zweiten „Strecke" gewonnenen Euklidischen Strecke (z. B. sind wegen der Euklidischen Gleichheit von $A'C$ und $D'E$ die „Strecken" $AC$ und $DE$ „kongruent"). Jetzt hat die „Gerade" auch die linearen Kongruenzeigenschaften.

**4.** Man sieht sofort, z. B. an der „Strecke" $AB_4$ und ihrer „Teilstrecke" $AA_1$, daß diese Deutung Nichtarchimedisch ist.

---

[1]) Bekanntlich benötigt man das Axiom von PASCH bei der Ableitung der Anordnungseigenschaften der Punkte in einer Geraden. Vgl. z. B. G. FEIGL, „Über die elementaren Anordnungssätze der Geometrie", Jahresber. d. Deutsch. Mathem. Vergg. XXXIII (1924) S. 2—24, insbes. S. 3.

Weiterhin erkennt man einen wesentlichen Unterschied zwischen den „Strecken“, die nur auf einer, und denjenigen, die auf mehreren Teilgeraden liegen: die ersteren (z. B. $AA_1$) verhalten sich gegenüber jeder ihrer Teilstrecken Archimedisch[1]), bei den anderen (z. B. $AB$) gibt es Teilstrecken, denen gegenüber sie sich Nichtarchimedisch verhalten, oder, mit Verwendung der Ausdrucksweise Veroneses, die Strecken der ersten Art sind, wie man auch die Einheitsstrecke wählt, endlich oder aktual unendlich klein, die der zweiten Art sind, je nach der Wahl der Einheitsstrecke, aktual unendlich groß, endlich oder aktual unendlich klein. Dasselbe kann man auch so ausdrücken: ist eine Strecke der ersten Art endlich, dann gibt es zwar aktual unendlich große Strecken, aber keine aktual unendlich kleinen, ist dagegen eine Strecke der zweiten Art endlich, dann gibt es immer auch aktual unendlich kleine und aktual unendlich große Strecken.

5. Hier setzen nun unsere Betrachtungen ein: man kann nach Hinzufügung des Euklidischen Parallelenaxioms (in der Fassung Hilberts) leicht zeigen[2]), daß der ganze Raum Archimedisch ist, d. h. jede Strecke sich zu jeder anderen Archimedisch verhält, wenn entweder eine Strecke existiert, die sich zu jeder ihrer Teilstrecken Archimedisch verhält, oder wenn eine Strecke existiert, die sich zu jeder größeren Archimedisch verhält.

Das erste dieser Ergebnisse kann man nun in folgender Weise auch für die absolute Geometrie gewinnen:

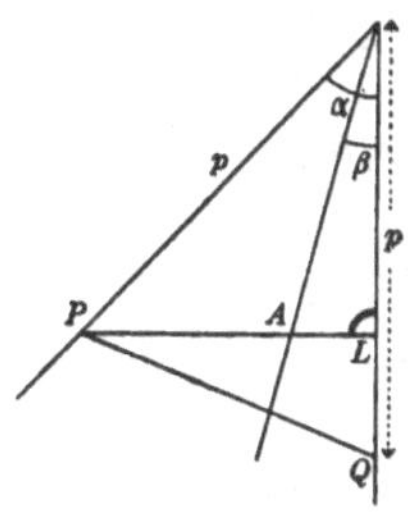

Abb. 3.

Gibt es, die Axiomgruppen I—III vorausgesetzt, eine Strecke der Länge $2\,p$, welche sich zu jeder ihrer Teilstrecken Archimedisch verhält, dann gilt dasselbe sicher auch für jede Strecke, die kleiner als $2\,p$ ist. Daraus kann man aber, wie wir sofort erkennen werden, schließen, daß sich jeder Winkel zu jedem anderen Archimedisch verhält. Dabei kann man sich offenbar auf die Betrachtung spitzer Winkel beschränken, da man bei stumpfen Winkeln nur auf ihre Hälften zurückzugreifen braucht. Ist nun $\alpha$ irgendein spitzer Winkel, Abb. 3, dann trägt

[1]) Wir sagen in naheliegender Weise „eine Strecke verhält sich zu einer anderen Archimedisch“, wenn es ein Vielfaches der kleineren gibt, das die größere übertrifft.

[2]) Vgl. G. II.

man auf seinen Schenkeln die Strecke $p$ an, die nach Satz a) von Nr. 1 existiert; dann ist nach Satz e) die Strecke $PQ < 2p$. Das nach Satz b) existierende Lot $PL$ hat nach Satz d) seinen Fußpunkt $L$ auf der den Winkelschenkel bildenden Halbgeraden, und vermöge Satz f) ist erst recht $PL < 2p$. $PL$ ist demnach durch jede seiner Teilstrecken meßbar, daher auch, wenn $\beta$ irgendein Teilwinkel von $\alpha$ ist, durch $LA$ — Satz c) —, daher verhält sich zufolge Satz g) auch $\alpha$ zu seinem Teilwinkel $\beta$ Archimedisch.

**6.** Damit ist zunächst gezeigt, daß alle Winkel Archimedisch sind, wenn sich eine einzige Strecke zu allen ihren Teilstrecken Archimedisch verhält. Liegt nun irgendeine Strecke $CL$, Abb. 1, mit einer Teilstrecke $CB$ vor, dann errichtet man in $L$ ein Lot $LP$, und da sich nach dem soeben gewonnenen Ergebnis $\sphericalangle LPC$ zu $\sphericalangle BPC$ Archimedisch verhält, folgt ohne weiteres aus Satz g), daß sich auch $CL$ zu $CB$ Archimedisch verhält. D. h.:

A. Verhält sich, die Axiomgruppen I—III (in einer nicht-linearen Geometrie) vorausgesetzt, eine einzige Strecke zu jeder ihrer Teilstrecken Archimedisch, dann verhalten sich irgend zwei Strecken zueinander Archimedisch, d. h. die ganze Ebene (der ganze Raum) ist Archimedisch.

Oder, wieder in der Ausdrucksweise VERONESES, ist eine einzige Strecke bei beliebiger Wahl der Einheitsstrecke nie aktual unendlich groß, dann sind zufolge den Axiomgruppen I—III bei beliebiger Wahl der Einheitsstrecke alle Strecken endlich (keine aktual unendlich groß oder aktual unendlich klein).

Nach Nr. 4 gilt Satz A nicht in der linearen Geometrie der Deutung VERONESES. Daraus folgt, daß man diese mit den Axiomgruppen I—III verträgliche lineare Deutung zu keiner mit den gleichen Axiomgruppen verträglichen Deutung einer ebenen (oder räumlichen) Geometrie erweitern kann.

Das ist ein Spezialfall der folgenden Tatsache, die sich unmittelbar aus Satz A ergibt:

Es liege eine Nichtarchimedische (und nicht-lineare)[1])

[1]) Der Zusatz „nicht-linear" ist hier, ebenso wie im Satz A, streng genommen nicht nötig, und zwar aus folgendem Grund: In den Axiomgruppen I—III treten nicht-lineare Axiome auf. Eine lineare Deutung kann zwar mit

Geometrie vor, in welcher die Axiomgruppen I—III gelten. Dann gibt es zu jeder Strecke in dieser Geometrie eine kleinere, zu der sich die erste Strecke Nicht-archimedisch verhält.

7. Eine direkte Folgerung aus dem Satz A ist die Tatsache, daß man in jeder nicht-linearen Geometrie, in welcher die Axiomgruppen I—III gelten — so in der absoluten, Euklidischen, hyperbolischen Geometrie —, das Archimedische Axiom in der folgenden, gegenüber der HILBERTschen Fassung verschärften Form einführen kann:

**Archimedisches Axiom der absoluten Geometrie.** Es gibt eine Strecke $AB$ von folgender Art: $A_1$ sei ein beliebiger innerer Punkt von $AB$; man konstruiere dann die Punkte $A_2, A_3, A_4 \ldots$ so, daß $A_1$ zwischen $A$ und $A_2$ liegt, ferner $A_2$ zwischen $A_1$ und $A_3$, ferner $A_3$ zwischen $A_2$ und $A_4$ usw., und daß überdies die Strecken $AA_1, A_1A_2, A_2A_3, A_3A_4 \ldots$ kongruent sind, dann gibt es in der Reihe der Punkte $A_2, A_3, A_4 \ldots$ stets einen solchen Punkt $A_n$, daß $B$ zwischen $A_1$ und $A_n$ liegt.

Es ist mir noch nicht gelungen, in ähnlicher Weise auch die zweite der nach dem Anfange von Nr. 5 in der Euklidischen Geometrie geltenden Tatsachen auf die absolute Geometrie zu übertragen und damit zu zeigen, daß es auch genügt, im Archimedischen Axiom eine einzige Strecke zu fordern, die sich zu jeder größeren Archimedisch verhält, woraus eine andere verschärfte Form dieses Axioms folgen würde. Man müßte dazu zeigen, daß eine Strecke, die sich gegenüber jeder größeren Archimedisch verhält, dies vermöge der Axiomgruppen I—III auch gegenüber jeder kleineren tut. Es ist daher noch nicht klargestellt, ob aus den Axiomgruppen I—III und der Existenz einer Einheitsstrecke, bei deren Wahl keine Strecke aktual unendlich groß wird, der endliche Charakter aller Strecken bei beliebiger Wahl der Einheitsstrecke folgt.

---

diesen Axiomen in dem Sinne verträglich sein, daß sie ihnen und ihren Folgerungen (die auch lineare Aussagen enthalten können) nicht widerspricht, trotzdem wird man sie nicht als eine Deutung dieser Axiomgruppen ansprechen, da man naturgemäß an eine Deutung eines Axiomensystems die Forderung stellen wird, daß jedes Axiom bei der Deutung wirklich benötigt und erfüllt wird, d. h. daß es Dinge in dieser Deutung gibt, welche dem Axiom genügen.

## II. Das Cantorsche Axiom in den Archimedischen Geometrien.

8. Man kann das CANTORsche Axiom in der folgenden, einfachen Form aussprechen[1]):

Liegt in einer Geraden eine unendliche Folge von Strecken derart, daß jede Strecke ihre Endpunkte innerhalb der vorhergehenden Strecke hat und daß die Längen dieser Strecken gegen Null konvergieren, dann gibt es einen Punkt, der innerhalb aller dieser Strecken liegt.

Die Deutung VERONESES von Nr. 3 erfüllt das CANTORsche, aber nicht das Archimedische Axiom und beweist damit bekanntlich[2]), daß aus dem CANTORschen Axiom nicht das Archimedische folgt, während das DEDEKINDsche Axiom die Aussage des Archimedischen nach sich zieht.

Ein wesentlicher Unterschied zwischen den Stetigkeitsaxiomen von CANTOR und von DEDEKIND besteht im folgenden: das DEDEKINDsche Axiom ist ein reines Anordnungsaxiom und spricht von den sämtlichen Punkten einer Strecke, das CANTORsche Axiom handelt in jedem Einzelfalle zwar nur von einer (abzählbar unendlichen) Auswahl von Punkten einer Strecke, enthält aber dafür einen metrischen Bestandteil, nämlich die Konvergenz der Streckenlängen gegen Null, die sich nur nach Einführung der Streckenkongruenz fassen läßt.

Man kann das CANTORsche Axiom in der absoluten Geometrie metrisch vereinfachen, indem man es nur für solche Streckenfolgen ausspricht, in denen jede Strecke eine der Hälften der vorhergehenden ist[3]), man kann es aber auch, wie wir im folgenden zeigen werden, als reines Anordnungsaxiom aussprechen, wenn es nur zusammen mit dem Archimedischen Axiom auftritt.

9. Es liegt nahe, in der Formulierung des CANTORschen Axioms die Konvergenz der Streckenlängen gegen Null durch die Forderung zu ersetzen, daß es keine Strecke geben soll, die innerhalb aller Strecken der unendlichen Folge liegt. Damit kommt man nach Einführung der Axiomgruppen I—III zu folgender Frage:

In einer Geraden sei eine unendliche Streckenfolge $A_\nu B_\nu$ derart gegeben, daß jede dieser Strecken ihre Endpunkte innerhalb der vorhergehenden hat; tragen die beiden Forderungen

[1]) Diese Formulierung ist kürzer und leichter faßlich als die bei ENRIQUES a. a. O. S. 36.

[2]) ENRIQUES a. a. O. S. 37.

[3]) Vgl. G. II.

$\alpha$) Die Längen der Strecken $A_\nu B_\nu$ sollen mit wachsendem $\nu$ gegen Null konvergieren.

$\beta$) Es soll auf der Geraden keine Strecke geben, die innerhalb aller Strecken $A_\nu B_\nu$ liegt

gleich weit?

Es ist ohne weiteres klar, daß mit $\alpha$) auch $\beta$) erfüllt ist. Dagegen zeigt in der VERONESEschen Deutung von Nr. 3 die Streckenfolge $A_\nu B_\nu$ der Abb. 2, wenn man etwa $AA_1$ als Einheitsstrecke wählt, daß hier zwar $\beta$), aber nicht $\alpha$) erfüllt ist.

**10.** Wir wollen nun zeigen, daß die vollständige Übereinstimmung der Forderungen $\alpha$) und $\beta$) durch das Archimedische Axiom hergestellt wird. Angenommen, das Archimedische Axiom gelte und die Streckenfolge $A_\nu B_\nu$ erfülle die Forderung $\beta$) $\cdot$ $s$ sei eine beliebig vorgegebene Strecke. Dann läßt sich indirekt beweisen, daß unter den Strecken $A_\nu B_\nu$ eine auftritt, die kleiner ist als $s$. Wäre dies nämlich nicht der Fall, dann wären

$$\text{alle } A_\nu B_\nu > s \quad (1),$$

denn aus $A_p B_p = s$ würde $A_{p+1} B_{p+1} < s$ folgen. Wir würden nun irgendeine Strecke $A_q B_q$ der Folge herausgreifen, dann gäbe es wegen des Archimedischen Axioms und wegen (1) eine natürliche Zahl $a$ derart, daß $A_q B_q < (a + 1) s$ wäre. Nun wären entweder alle $A_\nu B_\nu > a \cdot s$ oder nicht. Im zweiten Falle gäbe es ein $A_\nu B_\nu < a \cdot s$ und es wären entweder alle $A_\nu B_\nu > (a-1)\, s$ oder nicht. So könnte man fortschließen und käme wegen (1) spätestens nach $a-1$ Schritten zu einer natürlichen Zahl $m$ derart, daß es

$$\begin{array}{lll} \text{ein } A_n B_n < (m+1)\, s & (2) & \text{gäbe und daß} \\ \text{alle } A_\nu B_\nu > m \cdot s & (3) & \text{wären. Dann wäre in} \end{array}$$

Abb. 4 wegen (2) die Strecke $PB_n < s$, ebenso wäre $A_n Q < s$ und wegen (3) müßten alle Strecken $A_\nu B_\nu$ mit $\nu > n$ ihren linken Endpunkt in der Strecke $A_n Q$, ihren rechten in $PB_n$ haben, somit würde die Strecke $PQ$ innerhalb aller Strecken $A_\nu B_\nu$ liegen, im Widerspruch mit der vorausgesetzten Eigenschaft $\beta$).

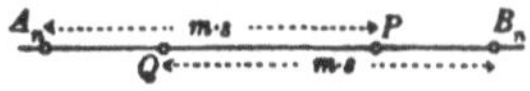

Abb. 4.

Zu einer beliebig klein vorgegebenen Strecke $s$ gibt es demnach in der monoton abnehmenden Streckenfolge $A_\nu B_\nu$ eine kleinere, d. h.

B. In jeder Archimedischen Geometrie sind die Forderungen $\alpha$) und $\beta$) äquivalent.

**11.** Satz B sagt aus, daß man in jeder Archimedischen Geometrie das CANTORsche Axiom als reines Anordnungsaxiom aussprechen kann, etwa in folgender Form[1]):

**Cantorsches Axiom in Archimedischen Geometrien.** Liegt in einer Geraden eine unendliche Folge von Strecken $A_\nu B_\nu$ derart, daß jede dieser Strecken ihre Endpunkte innerhalb der vorhergehenden hat und daß es keine Strecke auf der Geraden gibt, die innerhalb aller Strecken $A_\nu B_\nu$ liegt, dann gibt es einen Punkt, der innerhalb aller Strecken $A_\nu B_\nu$ liegt.

Das CANTORsche Axiom in der üblichen Form ist zwar nach Nr. 8 in gewisser Beziehung einfacher als das DEDEKINDsche, gehört aber trotzdem in der Hierarchie der Axiome zu einer komplizierteren Gruppe als das DEDEKINDsche, da es den Kongruenzbegriff voraussetzt. In der neuen Fassung als reines Anordnungsaxiom ist es wesentlich und über das DEDEKINDsche hinaus vereinfacht[2]). Jetzt enthält von den beiden Stetigkeitsaxiomen jeder Archimedischen Geometrie das eine, nämlich das modifizierte CANTORsche, eine reine Anordnungsaussage, das andere, nämlich das Archimedische, hat metrischen Charakter.

Die Reihenfolge der beiden Axiome ist dabei gleichgültig, man kann z. B. in der absoluten Geometrie das modifizierte CANTORsche Axiom schon bei den Anordnungsaxiomen einführen und dann das Axiomensystem damit abschließen, daß man durch das Archimedische Axiom (in der verschärften Form von Nr. 7) die Endlichkeit aller Streckenlängen garantiert.

Karlsruhe, im März 1930.

---

[1]) Diese Formulierung ist sprachlich einfacher als die mit ihr sachlich zusammenfallende in N. G., S. 44. Dort fehlt der hier gelieferte Nachweis der Übereinstimmung mit der üblichen Form des Axioms. Man kann natürlich auch die soeben gegebene Formulierung des CANTORschen Axioms auf eine einzige Gerade beschränken, wenn die im gleichen Axiomensystem auftretenden Kongruenzaxiome die Übertragung auf beliebige Gerade ermöglichen.

[2]) Daß die neue Form des CANTORschen Axioms weniger fordert als die übliche, ergibt sich daraus, daß nach Nr. 9 zwar β) aus α) folgt, aber nicht umgekehrt α) aus β), d. h. es gibt Streckenfolgen — z. B. in der Deutung VERONESES —, welche der neuen Form des Axioms genügen, aber nicht der alten. Erst vermöge des Archimedischen Axioms tragen beide Formen gleich weit.

6. Liepmann, Wilhelm. Leichengeburt bei Ichthyosauriern. Reichsmark 0.90
7. Klebs, Georg. Über die Längenperiode der Internodien. Reichsmark 2.40
8. Jost, L., u. v. Ubisch, G. Zur Windefrage. Reichsmark 0,80
9. Salomon, Wilhelm. Gibt es Gesteine, die für bestimmte Erdperioden charakteristisch sind? Reichsmark 0.30
10. Roeser, Ernst. Der reelle Übergang zwischen den beiden nichteuklidischen Geometrien und ihrem Parallelenbegriff. Reichsmark 1.20
11. Salomon, Wilhelm. Kugelförmige Absonderung. Reichsmark 0.80
12. Salomon. Felsenmeere und Blockstreuungen. Reichsmark 0.80
13. Salomon. Die Gruppendefinitionen in der Paläontologie. Reichsmark 0.90

## Jahrgang 1927.

1. Loewy, Alfred. Neue elementare Begründung und Erweiterung der Galoisschen Theorie. Reichsmark 1.60
2. Liebmann, Heinrich. Rhombische Geradennetze im Raum. Reichsmark 1.—
3. Volk, Otto. Über geodätische Dreiecknetze auf Flächen konstanten Krümmungsmaßes. Reichsmark 1.80
4. Pütter, A. Chemische Reizwirkung und Giftwirkung. Mit einem mathematischen Anhang: Ein Diffusionsproblem von E. Trefftz. Reichsmark 2.40
5. Rembs, Eduard. Die Verbiegung des verlängerten Rotationsellipsoids. Reichsmark 1.60
6. Mayer, Adolf. Naturwissenschaftliche Ästhetik. Reichsmark 0.90
7. Mayer, Adolf. Naturwissenschaftliche Volkswirtschaftslehre. Reichsm. 0.80
8. Baer, R., Kapferer, H., Krull, W., Schmidt, F. K. Beiträge zur Algebra. Nr. 5—10. Reichsmark 6.20
9. Müller, Max. Über die Eindeutigkeit der Integrale eines Systems gewöhnlicher Differentialgleichungen und die Konvergenz einer Gattung von Verfahren zur Approximation dieser Integrale. Reichsmark 2.50
10. Freudenberg, Karl. Intramolekulare Umlagerung optisch-aktiver Systeme. Reichsmark 1.—
11. Roeser, Ernst. Abbildung der hyperbolischen Ebene auf die Kugel mittels der Beziehung zwischen Lot und Parallelwinkel. Reichsmark 1.—
12. Rüger, L. Die direkte gebirgsgetreue Übertragung der auf dem Universaldrehtisch gewonnenen Messungsergebnisse gebirgsorientierter Schliffe in das Diagramm. Reichsmark 1.20
13. Jost, L. Elektrische Potentialdifferenzen an der Einzelzelle. Reichsmark 1.90

## Jahrgang 1928.

1. Rüger, L. Einige Bemerkungen zur Darstellung tektonischer Elemente, insbesondere von Klüften und Harnischen. Reichsmark 1.20
2. Herbst, Curt. Untersuchungen zur Bestimmung des Geschlechts. Ein neuer Weg zur Lösung des Geschlechtsbestimmungsproblems bei Bonellia viridis. Reichsmark 1.50
3. Merton, Hugo. Untersuchungen über die Entstehung amöbenähnlicher Zellen aus absterbenden Infusorien. Reichsmark 2.20
4. Baer, Reinhold. Zur Einordnung der Theorie der Mischgruppen in die Gruppentheorie. Reichsmark 2.20
5. Baer, Reinhold. Über die Zerlegungen einer Mischgruppe nach einer Untermischgruppe. Reichsmark 1.50
6. Roeser, Ernst. Komplementäre Körper der beiden nichteuklidischen Geometrien. Reichsmark 1.—
7. Krull, Wolfgang. Primidealketten in allgemeinen Ringbereichen. Reichsmark 1.10
8. Salomon, Wilhelm. Geologische Beobachtungen des Leonardo da Vinci. Reichsmark 0.90
9. Liebmann, Heinrich. Die Sätze von Lie und Gambier über Kurven eines Linienkomplexes. Reichsmark 0.90
10. Merz, K. W. Über den Wirkungsantagonismus von Blutkörperchen und Serum bei chemisch faßbaren biologischen Vorgängen. Reichsmark 1.20
11. Mühlbach, R. Über Raumkurven in der Möbiusschen Geometrie. Reichsmark 1.20
12. Ernst, Paul. Wurzeln der Medizin. Reichsmark 1.50
13. Mayer, Adolf. Naturwissenschaftliche Apologetik des Christentums. Reichsmark 1.60

14. BAER, REINHOLD. Beiträge zur Galoisschen Theorie. Reichsmark 1.80
15. SALOMON, WILHELM. Neue geologische Beobachtungen im Baitonegebiet des Adamello. Reichsmark 0.90
16. ERDMANNSDÖRFFER, O. H. Über Disthen-Andalusitparagenesen. Reichsm. 1.20
17. SCHNEIDT, MAX. Kurvennetze ohne Umwege. Reichsmark 1.30
18. BOPP, K. J. H. Lamberts und A. G. Kaestners Briefe, aus den Gothaer Manuskripten herausgegeben. Reichsmark 2.20
19. FREUDENBERG, K. Zur Kenntnis des Fichtenholz-Lignins. Reichsmark 1.10

## Jahrgang 1929.

1. VOLK, OTTO. Über Flächen mit geodätischen Dreiecksnetzen. Reichsm. 2.50
2. SCHMIDT, F. K., KRULL, W., BREUER, S. Beiträge zur Algebra. Nr. 11—13. Reichsmark 1.80
3. HIEBER, W., Zur Kenntnis der chemischen Reaktionen des Eisencarbonyls. Reichsmark 0.90
4. SALOMON, WILHELM. Gletscherbeobachtungen am Vadret Lischanna (Unterengadin). Reichsmark 1.—
5. SALOMON, WILHELM. Arktische Bodenformen in den Alpen. Reichsmark 2.50
6. MÜLLER, MAX. Über die Greensche Funktion des Laplaceschen Differentialausdruckes. Reichsmark 1.50
7. RÜGER, L. Machairodus latidens Owen aus den altdiluvialen Sanden von Mauer a. d. Elsenz. Reichsmark 0.90
8. LENARD, P. Über Energie und Gravitation. Reichsmark 1.90
9. DEECKE, W. Zur Entstehung der Kare. Reichsmark 0.80
10. ROESER, E. Neue Sätze über sphärische und hyperbolische Fünfecke. Reichsmark 1.—
11. BALDUS, R. Über Eulers Dreieckssatz in der absoluten Geometrie. Reichsmark 1.—
12. TRAUTZ, M. Die Reibung, Wärmeleitung und Diffusion in Gasmischungen. II. Reichsmark 2.80
13. SANDER, B., u. FELKEL, E. Zur tektonischen Analyse von Schmelztektoniten. Reichsmark 2.50
14. SCHOLZ, ARNOLD. Beiträge zur Algebra. Nr. 14. Reichsmark 1.20
15. BAER, REINHOLD. Beziehungen zwischen den Grundbegriffen der Topologie. Reichsmark 1.60
16. HERBST, CURT. Untersuchungen zur Bestimmung des Geschlechts. Weitere Experimente über die Vermännlichung indifferenter Bonellia-Larven durch künstliche Mittel. Reichsmark 3.—
17. ERDMANNSDÖRFFER, O. H. Über Alkalihornblenden aus dem Radautal. Reichsmark 0.80
18. GRUBER, FRIEDRICH. Neuer Beweis des Transversalensatzes in der absoluten Geometrie. Reichsmark 0.80
19. ROSENTHAL, A. Über die Existenz der Lösungen von Systemen gewöhnlicher Differentialgleichungen. Reichsmark 1.20

## Jahrgang 1930.

1. GOTTFRIED, C. Über kontaktmetamorphe Gesteine des Baitonegebietes in der Adamellogruppe (Italien). Reichsmark 1.—
2. RÜGER, L. Über einen Granulit mit „Sekundärschieferung“ von Auerswalde i. S. Reichsmark 1.50
3. Beiträge zur Algebra Nr. 15—17: a) KAPFERER, HEINR. Über Schnittpunktsysteme mit vorgeschriebenen Multiplizitätszahlen. b) KAPFERER, HEINR. Eine idealtheoretische Lösung des Cramerschen Paradoxons, die jeden singularen Fall umfaßt. c) SCHOLZ, ARNOLD. Über das Verhältnis von Idealklassen und Einheitengruppen in Abelschen Körpern von Primzahlpotenzgrad. Reichsmark 3.20
4. KINZL, HANS. Flußgeschichtliche und geomorphologische Untersuchungen über die Feldaistsenke im oberösterreichischen Mühlviertel und die angrenzenden Teile Südböhmens. Reichsmark 3.20
5. BALDUS, RICHARD. Zur Axiomatik der Geometrie III. Über das Archimedische und das Cantorsche Axiom. Reichsmark 0.80

---

Druck von R. Wagner Sohn in Weimar.

FSC
www.fsc.org
MIX
Papier | Fördert gute Waldnutzung
FSC® C083411

Zeitfracht Medien GmbH
Ferdinand-Jühlke-Straße 7
99095 Erfurt, Deutschland
produktsicherheit@kolibri360.de